86 Soluciones de Comidas y Jugos Para El Mal Aliento:

Elimine El Mal Aliento y La Boca Seca Rápida y Permanentemente

Por

Joe Correa CSN

DERECHOS DE AUTOR

Esta publicación está diseñada para proveer información precisa y autoritaria respecto al tema en cuestión. Es vendido con el entendimiento de que ni el autor ni el editor están envueltos en brindar consejo médico. Si éste fuese necesario, consultar con un doctor. Este libro es considerado una guía y no debería ser utilizado en ninguna forma perjudicial para su salud. Consulte con un médico antes de iniciar este plan nutricional para asegurarse que sea correcto para usted.

RECONOCIMIENTOS

Este libro está dedicado a mis amigos y familiares que han tenido una leve o grave enfermedad, para que puedan encontrar una solución y hacer los cambios necesarios en su vida.

86 Soluciones de Comidas y Jugos Para El Mal Aliento:

Elimine El Mal Aliento y La Boca Seca Rápida y Permanentemente

Por

Joe Correa CSN

CONTENIDOS

ACERCA DEL AUTOR

Luego de años de investigación, honestamente creo en los efectos positivos que una nutrición apropiada puede tener en el cuerpo y la mente. Mi conocimiento y experiencia me han ayudado a vivir más saludablemente a lo largo de los años y los cuales he compartido con familia y amigos. Cuanto más sepa acerca de comer y beber saludable, más pronto querrá cambiar su vida y sus hábitos alimenticios.

La nutrición es una parte clave en el proceso de estar saludable y vivir más, así que empiece ahora. El primer paso es el más importante y el más significativo.

INTRODUCCION

86 Soluciones de Comidas y Jugos Para El Mal Aliento: Elimine El Mal Aliento y La Boca Seca Rápida y Permanentemente

Por Joe Correa CSN

Además de la higiene oral, hay muchos factores que estimulan el mal aliento como problemas del tracto digestivo, diabetes, problemas respiratorios y renales, una dieta poco saludable, etc.

Fumar, tomar café, el estrés, comidas específicas, alcohol y ciertas especias son los principales culpables del mal aliento. No hay necesidad de hacer cambios drásticos para solucionar este problema, solo unos simples cambios alimenticios son más que suficientes para hacer cambios significativos en su vida.

Teniendo esto en mente, he creado estas recetas deliciosas y saludables con ingredientes seleccionados cuidadosamente para ayudarlo a combatir los problemas de mal aliento. Para disfrutar estas recetas, necesitará muchas "súper-comidas para el mal aliento", como palta, manzana, frutas cítricas, fresas, jengibre, comino, etc.

Estos ingredientes han sido comprobados como una solucion el mal aliento.

Estas recetas de comidas y jugos están basados en los mejores ingredientes para darle el mejor aliento posible. Pruebe todas hoy.

86 SOLUCIONES DE COMIDAS Y JUGOS PARA EL MAL ALIENTO: ELIMINE EL MAL ALIENTO Y LA BOCA SECA RÁPIDA Y PERMANENTEMENTE

COMIDAS

1. Magdalenas de Canela

Ingredientes:

1 taza de harina común

¼ taza de miel

1 cucharadita de levadura

1 cucharadas de manteca, derretida

2 tazas de leche desnatada

1 cucharadita de sal

1 cucharadita de canela, molido

Para cubrir:

2 cucharadas de almendra, trozada

1 cucharadas de manteca

1 cucharadas de miel

1 cucharadita de canela

Preparación:

Combinar los ingredientes secos en un bowl grande y mezclar bien. Añadir gentilmente, revolviendo, 1 cucharada de manteca derretida y la leche, hasta que la masa forme una bola. Puede agregar más leche para obtener la consistencia correcta. Mezclar bien por unos minutos, usando sus manos o una batidora eléctrica. La masa se pondrá muy pegajosa.

Añadir un poco más de harina (2 cucharadas son suficientes) para obtener una mezcla suave y homogénea. Cubrir y dejar leudar por 15 minutos.

Mientras tanto, precalentar el horno a 350°F. Usar un molde de magdalenas para formarlas. Hornear por 20 minutos hasta que doren. Remover y dejar enfriar.

Ahora, combinar todos los ingredientes para la cubierta en una sartén grande a fuego medio/alto. Revolver y cocinar hasta que todo se combine, o la manteca se derrita. Verter sobre las magdalenas y refrigerar por 10 minutos.

¡Servir!

Información nutricional por porción: Kcal: 145, Proteínas: 5.2g, Carbohidratos: 28.4g, Grasas: 10.2g

2.   Mostacholes con Pesto de Palta

Ingredientes:

10 onzas de mostacholes,

2 paltas medianas, peladas, sin carozo, y trozada

1 cucharadita de albahaca fresca, finamente trozada

1 cucharadita de piñones, trozados (o cualquier otra que tenga a mano)

½ taza de aceite de oliva

1 cucharadita de sal

1 cucharadita de pimienta negra, molida

1 cucharadas de jugo de limón

1 cucharadita de ralladura de limón

Preparación:

Seguir las instrucciones del paquete para cocinar los mostacholes. Remover luego de cocinar y poner en un plato para servir.

Mientras tanto, combinar la albahaca, piñones, palta, jugo de limón y aceite de oliva en un bowl grande. Rociar con sal y pimienta, y revolver bien para combinar. Dejar el peso a un lado.

Verter el pesto sobre los mostacholes y sazonar con ralladura de limón encima.

¡Disfrute!

Información nutricional por porción: Kcal: 447, Proteínas: 9.8g, Carbohidratos: 48.2g, Grasas: 23.1g

3. Remolacha con Salsa de Menta

Ingredientes:

2 libras de remolacha, rebanada

1 cucharada de aceite de oliva

Para el aderezo:

¼ taza de hojas de menta, finamente trozada

1 cucharadas de jugo de limón

1 cucharadita de miel

½ cucharadita de sal

Preparación:

Precalentar el horno a 400°F.

Enrollar las remolachas en papel aluminio engrasado y ponerlas en el horno. Hornear por 1 hora, o hasta que ablanden. Remover del horno y dejar enfriar.

Mientras tanto, combinar los ingredientes del aderezo en un bowl y batir bien la mezcla.

Transferir las remolachas a un plato y rociar con aderezo. Sazonar con una pizca más de sal y decorar con hojas de menta frescas.

Información nutricional por porción: Kcal: 82, Proteínas: 0.2g, Carbohidratos: 2.6g, Grasas: 5.1g

4.   Bowl de Pollo Caliente

Ingredientes:

1 ½ libras de tomates asados, en cubos

12 cuartos traseros de pollo, sin piel ni hueso

1 cucharadas de albahaca seca, molido

8 onzas de leche, con grasa

½ cucharadita de sal

½ cucharadita de pimienta negra, molida

7 onzas de pasta de tomate

3 tallos de apio, trozados

3 zanahorias medianas, trozados

2 cucharadas de aceite de oliva

1 cebolla cortada finamente

4 dientes de ajo, molidos

½ lata de champiñones

Preparación:

Precalentar el aceite de oliva en una sartén a fuego medio/alto. Agregar el apio, cebollas y zanahorias y freír por 5 a 10 minutos.

Agregar la pasta de tomate, albahaca, ajo, champiñones y sazón. Continuar revolviendo los vegetales hasta que estén completamente cubiertos por la salsa de tomate. Al mismo tiempo, cortar el pollo en cubos pequeños.

Poner el pollo en la sartén, verter el aceite de oliva y añadir los tomates. Revolver para asegurarse que todos los ingredientes estén apropiadamente mezclados. Bajar el fuego al mínimo y cocinar por 30 minutos.

Los vegetales y el pollo deberían estar bien cocidos antes de apagar el fuego.

Servir.

Información nutricional por porción: Kcal: 504, Proteínas: 36.3g, Carbohidratos: 72.4g, Grasas: 6.8g

5.   Sopa de otoño

Ingredientes:

3 batatas medianas, trozados

1 cucharadita de sal

2 bulbos de hinojo rebanados

15 onzas de calabaza en puré

1 cebolla grande, rebanada

1 cucharadas de aceite de oliva

½ cucharadita de especia de pastel de calabaza

50 onzas agua hirviendo

Preparación:

Calentar una cucharada de aceite en una cacerola a fuego medio/alto.

Bajar el fuego a mínimo, y añadir la cebolla y bulbos de hinojo. Tapar y cocinar hasta que caramelicen.

Agregar el resto de los ingredientes y continuar cocinando hasta que las batatas estén agrias. Cocinar a fuego mínimo para obtener el mejor resultado. Luego de finalizado, procesar la sopa hasta que esté homogénea, y agregar sal a gusto.

¡Disfrute!

Información nutricional por porción: Kcal: 230, Proteínas: 1.3g, Carbohidratos: 32.6g, Grasas: 12.3g

6.   Pollo Español

Ingredientes:

6 cuartos traseros de pollo, sin piel

½ cabeza de coliflor, trozados

1 cucharadita de sal

1 lata de tomates, trozados

½ libras de brotes de Bruselas

1 salchicha de chorizo mediana

3 calabacines medianos, pelados y rebanados

2 cucharadas de aceite vegetal

Preparación:

Tomar una sartén y agregar aceite. Freír los cuartos traseros de pollo, removiendo la piel si lo desea, hasta que doren. Remover de la sartén y poner en una cacerola grande. Trozar la salchicha y freír por 3 minutos. Luego, poner también en la cacerola.

Rebanas los calabacines y romper la coliflor en floretes pequeños, y ponerlos también en la cacerola. Agregar los brotes de Bruselas, sal, y por último los tomates trozados. Bajar el fuego al mínimo y cocinar por 1 hora. Servir con una porción de maíz bebé.

Información nutricional por porción: Kcal: 431, Proteínas: 27.7g, Carbohidratos: 38.4g, Grasas: 13.2g

7. Champiñones blancos con puntas de carne

Ingredientes:

2 libras de carne para estofado, en cubos

Sal y pimienta molida, a gusto

2 cucharadas de aceite de oliva

2 tazas de champiñones blancos frescos

2 tazas de caldo de carne

½ cebolla blanca, trozada

1 cucharada ajo molido

Preparación:

Sazonar la carne con sal y pimienta, y mezclar para cubrir bien con las especias.

En una cacerola para estofado, a fuego medio/alto, añadir el aceite y dorar la carne. Agregar el ajo y cebolla, saltear por 2 minutos, y luego añadir los champiñones y el caldo. Tapar, hervir y bajar el fuego al mínimo. Cocinar por 30 minutos o hasta que la carne esté blanda y cocida.

Ajustar la sazón y transferir a platos. Servir inmediatamente.

Información nutricional por porción: Kcal: 235, Proteínas: 28.8g, Carbohidratos: 18.4g, Grasas: 7.2g

8.   Pavo en Salsa de Naranja

Ingredientes:

2 cucharadas de manteca clarificada

1 libras de rebanadas de pechuga de pavo

1 cucharadita de sal

1 cucharadita de pimienta negra, molida

1 taza de caldo de pollo

2 cucharadas de manteca

1 cucharadita de miel

2 cucharaditas de ralladura de naranja

2 cucharadas de naranja fresca, exprimida

1 cucharadita de pimienta Cayena, molida

Preparación:

Sazonar las rebanadas de pavo son sal y pimienta de ambos lados.

Agregar la manteca a una sartén y poner a fuego medio/alto. Cuando la manteca se derrita, dorar el pavo de ambos lados y transferir a un plato. Dejar a un lado.

Agregar más manteca, ralladura de naranja, jugo de naranja, pimienta cayena y caldo a la misma sartén, y cocinar hasta que hierva. Añadir el pavo y bañar en la salsa.

Tapar, hervir, y reducir el fuego al mínimo. Cocinar por 45 a 60 minutos, o hasta que la carne esté blanda y cocida. Si la salsa no está espesa aún, cocine un poco más sin la tapa hasta obtener la consistencia deseada.

Transferir el pavo a una fuente para servir, rociar con la salsa y servir inmediatamente.

Información nutricional por porción: Kcal: 125, Proteínas: 13.6g, Carbohidratos: 17.3g, Grasas: 8.2g

9. Curry Tailandés de Carne con Lima

Ingredientes:

2 libras de filete de carne, cortado en tiras finas

2 cucharadas de aceite de oliva

2 cucharadas de hojas de lima, rebanada finamente

1 taza de leche, sin azúcar

½ taza caldo de carne o agua (opcional)

3 cucharadita de azúcar

1 cucharadita de sal

1 cucharadita de pimienta negra, molida

¼ taza de Pasta de curry Panang

Preparación:

Precalentar una cucharada de aceite de oliva en una cacerola a fuego medio/alto. Agregar 1 cucharada de hojas de lima.

Añadir la pasta de curry, reducir el fuego al mínimo, y cocinar por 3 minutos, o hasta que largue aroma.

Agregar la carne y cocinar por 5 minutos, revolviendo ocasionalmente.

Añadir el azúcar, verter el caldo y la leche. Revolver para distribuir bien los ingredientes y tapar. Hervir y bajar el fuego al mínimo. Cocinar por 30 a 35 minutos o hasta que la carne esté blanda y cocida.

Ajustar el sabor y cocinar hasta obtener la consistencia deseada de la salsa.

Transferir a bowls individuales y servir inmediatamente.

Información nutricional por porción: Kcal: 425, Proteínas: 21.2g, Carbohidratos: 18.9g, Grasas: 23.2g

10. Filetes de Atún con Comino molido

Ingredientes:

¼ taza de hojas de cilantro frescas trozadas

2 dientes de ajo, molidos

2 cucharadas de jugo de limón

½ taza de aceite de oliva

4 filetes de atún

½ cucharadita de pimentón dulce ahumado

½ cucharadita de comino, molido

½ cucharadita de polvo de chile

¼ taza de menta fresca

Preparación:

Agregar el cilantro, ajo, pimentón, comino, polvo de chile y jugo de limón a una procesadora, y pulsar para combinar. Añadir gradualmente el aceite y pulsar hasta obtener una mezcla suave y homogénea.

Transferir a un bowl, agregar el pescado y mezclar para cubrir bien. Dejar reposar por 2 horas para que los sabores penetren el pescado.

Remover el pescado y precalentar el grill. Cepillar el grill con aceite, poner el pescado y cocinar por 3 a 4 minutos de cada lado.

Transferir el pescado a platos y servir con hojas de menta frescas.

Información nutricional por porción: Kcal: 187, Proteínas: 29.2g, Carbohidratos: 3.4g, Grasas: 4.2g

11. Burritos de Frijoles Verdes

Ingredientes:

1 taza de frijoles verdes, pre cocidos

1 libras de carne molida magra

1 taza de queso Cottage, despedazado

½ taza de cebollas medianas, finamente trozadas

1 cucharadita pimienta roja, molida

1 cucharadita de polvo de chile

6 tortillas de grano entero

Preparación:

Cocinar la carne y lavarla. Trozar en piezas del tamaño de un bocado y poner nuevamente en la cacerola. Agregar pimienta roja, polvo de chile y cebollas. Revolver bien y cocinar por 15 minutos. Remover del fuego.

Combinar el queso Cottage con los frijoles verdes en una procesadora. Mezclar bien por 30 segundos. Agregar la mezcla de queso a la carne. Dividir en 6 piezas iguales y esparcir sobre las tortillas. Enrollar y servir.

Información nutricional por porción: Kcal: 248, Proteínas: 2.4g, Carbohidratos: 7.4g, Grasas: 2.1g

12. Puré de Huevo y Palta

Ingredientes:

4 huevos de corral

1 taza de leche desnatada

½ palta, pelada, sin carozo, trozada

1 cucharadita de sal

Preparación:

Poner dos huevos en una cacerola con agua hirviendo. Cocinar por 10 minutos. Lavar y colar. Dejar enfriar un rato y pelar. Puede agregar una cucharada de bicarbonato de sodio al agua para hacer más simple el proceso de pelado. Cortar los huevos en piezas del tamaño de un bocado y refrigerar por 30 minutos.

Poner los trozos de palta y huevos en la procesadora. Sazonar con sal a gusto. Agregar leche y pulsar por 30 segundos o hasta que esté suave. Este puré debería ser comido de inmediato.

Información nutricional por porción: Kcal: 221, Proteínas: 9.8g, Carbohidratos: 9.5g, Grasas: 18.2g

13. Ensalada Cremosa de Frutilla

Ingredientes:

½ taza de nueces, molidas

2 tazas de frutillas frescas, trozadas

1 cucharadas de jarabe de frutilla

2 cucharadas de crema batida

1 cucharadas de azúcar negra

Preparación:

Lavar y cortar las frutillas en piezas pequeñas. Mezclar con las nueces molidas en un bowl. En un bowl aparte, combinar el jarabe de frutilla, crema sin grasa y azúcar negra. Batir bien con un tenedor y usar para cubrir la ensalada.

Información nutricional por porción: Kcal: 223, Proteínas: 12.3g, Carbohidratos: 10.2g, Grasas: 4.8g

14.   Huevos con Jengibre

Ingredientes:

3 huevos de corral

2 cucharadas de aceite de oliva

1 cucharadita de jengibre fresco, rallado

¼ cucharadita de pimienta negra, molida

¼ cucharadita de sal marina

Preparación:

Batir los huevos con un tenedor. Agregar jengibre y pimienta. Mezclar bien y freír en aceite de oliva por unos minutos. Servir caliente. Sazonar con sal marina.

Información nutricional por porción: Kcal: 102, Proteínas: 13.7g, Carbohidratos: 9.5g, Grasas: 5.6g

15. Pan de Trigo y Chía

Ingredientes:

3 tazas de harina de trigo

3 claras de huevo

1 taza de semillas de chía, molidas

1 cucharadita de sal

½ pack de levadura seca

Agua tibia

Preparación:

Mezclar la harina, huevos y semillas de chía con sal y levadura. Agregar agua tibia y revolver hasta obtener una masa suave. Dejar reposar en un lugar tibio por 30-40 minutos.

Rociar harina en una superficie plana. Formar el pan usando sus manos. A mí me gusta hacerlos redondos, pero no es necesario.

Rociar con agua fría y hornear en un horno precalentado a 350 grados por unos 40 minutos.

Información nutricional por porción: Kcal: 131, Proteínas: 6.8g, Carbohidratos: 16.3g, Grasas: 4.2g

16.   Ensalada Tibia de Frijoles

Ingredientes:

14 onzas de frijoles pre cocidos

7 onzas maíz dulce

1 cucharadita de polvo de chile

1 cucharadas de perejil trozado

3 cucharadas de aceite

1 cebolla mediana, pelada y trozada

Preparación:

Calentar el aceite a temperatura media. Freír la cebolla por unos minutos. Agregar el ají picante y dos cucharadas de agua, y continuar cocinando por 10 minutos más.

Añadir los frijoles, maíz y ¼ taza de agua. Hervir y cocinar por otros 10 minutos. Remover del fuego y transferir a un bowl.

Agregar el perejil trozado y mezclar para combinar. Servir.

Información nutricional por porción: Kcal: 121 Proteínas: 36g, Carbohidratos: 30.8g, Grasas: 14g

17. Paté de Queso Cottage y Chía

Ingredientes:

½ taza de polvo de semillas de chía

¼ taza de semillas de chía

½ taza de queso Cottage, despedazado

¼ taza de perejil, finamente trozado

¼ taza de leche desnatada

1 cucharadas de mostaza

¼ cucharadita de sal

Preparación:

Combinar el perejil y mostaza en un bowl y dejar a un lado.

Mientras tanto, combinar el queso Cottage con leche, sal, polvo de semillas de chía y semillas de chía. Mezclar bien y añadir la mezcla de mostaza. Dejar reposar en la nevera por 1 hora antes de servir.

Información nutricional por porción: Kcal: 131, Proteínas: 14.8g, Carbohidratos: 10.3g, Grasas: 7.4g

18. Ensalada de Pollo al Girasol

Ingredientes:

3 pechugas de pollo, sin piel ni hueso, cortadas por la mitad

1 taza de Lechuga Iceberg, despedazada

5 tomates cherry, cortados por la mitad

2 cucharadas de crema agria

1 cucharadas de aceite de oliva

1 cucharadita de perejil fresco, trozado

1 cucharadas de aceite de girasol

1 cucharadita de ají picante, molido

1 cucharadas de jugo de limón

1 cucharadita de sal

Preparación:

Cortar la pechuga de pollo en piezas del tamaño de un bocado. Mezclar el aceite de girasol, perejil, ají picante y jugo de limón para hacer una marinada. Poner los cubos de pollo en una fuente de hornear, rociar con la marinada y hornear a 350 grados por unos 30 minutos. Remover del horno.

Mientras tanto, mezclar los tomates cherry con lechuga trozada y crema baja en grasas. Añadir los cubos de pollo y sazonar con sal y aceite de oliva.

Mezclar para combinar y servir.

Información nutricional por porción: Kcal: 282, Proteínas: 29.4g, Carbohidratos: 9.8g, Grasas: 12.3g

19. Frijoles Verdes Cremosos

Ingredientes:

1 taza de frijoles verdes, pre cocidos

1 tomate mediano trozado

1 ½ taza de queso Cottage

1 cucharadita de salsa de ajo

1 cucharadas de aceite de linaza

1 cucharadita de sal

1 cucharadita de pimienta negra, molida

Preparación:

Debería comprar frijoles pre cocidos para esta receta, ya que le ahorrará un poco de tiempo. Sin embargo, si desea cocinar los frijoles usted mismo, dejarlos en remojo por la noche, lavar y colar antes de cocinar. Poner en una cacerola profunda y añadir suficiente agua para cubrir.

Cocinar por 35-40 minutos a fuego medio/alto. Colar y dejar enfriar un rato.

Mientras tanto, trozar el tomate y poner en un bowl. Agregar los otros ingredientes y mezclar bien para combinar. Sazonar con sal y pimienta. Servir frío.

Información nutricional por porción: Kcal: 192, Proteínas: 11.3g, Carbohidratos: 20.5g, Grasas: 8.7g

20. Ensalada de Espinaca Bebé y Huevo

Ingredientes:

4 huevos grandes, hervidos

1 zanahoria mediana, rallada

1 taza de espinaca bebé, trozada

1 cucharadas de jengibre fresco, rallado

1 cucharadas de jugo de limón

1 cucharadas de aceite de oliva

1 cucharadita de cúrcuma, rallada

1 cucharadita de sal

Preparación:

Hervir los huevos por 10-12 minutos, remover, pelar y cortar en cubos pequeños. Poner en un bowl grande y combinar con la espinaca, zanahoria rallada y jengibre.

Rociar con jugo de limón, y sazonar con aceite de oliva, cúrcuma y sal. Servir frío.

Información nutricional por porción: Kcal: 97, Proteínas: 13.3g, Carbohidratos: 4.5g, Grasas: 3.5g

21.   Repollo morado con Queso Feta

Ingredientes:

1 taza de repollo morado, rallado

½ taza de zanahorias, rallado

½ taza de remolacha, rallado

1 taza de queso feta

3 cucharadas de almendras, molidas

1 cucharadas de extracto de almendra

1 cucharadas de aceite vegetal

1 cucharadita de sal

Preparación:

Mezclar los vegetales en un bowl grande. Agregar queso feta, almendras molidas y extracto de almendra. Sazonar con aceite de almendra y sal.

Puede agregar jugo de limón o vinagre, pero esto es opcional.

Información nutricional por porción: Kcal: 98, Proteínas: 5.8g, Carbohidratos: 7.2g, Grasas: 8.5g

22.   Bolas de Pescado Mediterráneo

Ingredientes:

1½ libras pescado blanco, sin hueso

1 cucharadita de pimienta negra, frescamente molida

½ libras de camarones

½ jugo de limón

1½ taza de harina de almendra

2 cucharadas de salsa tártara

½ taza agua

3 cucharadas de perejil fresco, finamente trozada

3 huevo grandes

1 cucharadita de sal

Spray de cocina

Preparación:

Usar una procesadora para hacer una pasta combinando 2 huevos, ½ taza de harina de almendra, camarones, pescado blanco, perejil y jugo de limón, pulsando hasta que esté suave. Tomar un bowl, verter un poco de agua y romper un huevo en ella. Batir y crear una mezcla. En otro bowl, poner la harina de almendra restante y agregar sal y pimienta.

Tomar un bowl más grande y mezclar los contenidos de los 3 bowls. Luego, formar bolas pequeñas de la mezcla creada. Poner las bolas en una sartén y freír por 15 minutos. Servir con salsa tártara.

Información nutricional por porción: Kcal: 54, Proteínas: 5.2g, Carbohidratos: 4.7g, Grasas: 2.5g

23.   Camarones a la Manteca

Ingredientes:

2 libras de camarones grandes, pelados y sin vaina

2 cucharadas jugo de limón

1 cucharadita Pimienta de Cayena, molida

½ cucharadita de pimienta negra, molida

1 cucharadita de sal marina

4 dientes de ajo, molidos

3 cucharadas de manteca

2 cucharadas de perejil fresco, trozado

2 cucharadas de grasa para cocinar

Preparación:

Precalentar una sartén grande a fuego medio/alto. Añadir un poco de manteca y cocinar hasta que derrita.

Agregar los camarones. Freír hasta que estén casi opacos.

Añadir el resto de los ingredientes. Reducir el fuego al mínimo y cocinar por 30 minutos más.

Información nutricional por porción: Kcal: 104, Proteínas: 19.6g, Carbohidratos: 4.8g, Grasas: 11.7g

24.   Ensalada de Perejil Con Nueces y Dátiles

Ingredientes:

2 tazas de Perejil Italiano, trozado

¼ taza de almendras, cortadas por la mitad

½ taza de dátiles, sin carozo y en mitades

2 cucharadas de vinagre balsámico

2 cucharadas de aceite de oliva

½ cucharadita de sal

½ cucharadita de pimienta negra, molida

Preparación:

Combinar el aceite, vinagre, sal y pimienta en un bowl pequeño. Batir bien y dejar a un lado.

En un bowl de ensalada grande, combinar el perejil, almendras y dátiles. Mezclar bien y rociar con el aderezo.

Refrigerar por 30 minutos antes de servir.

Información nutricional por porción: Kcal: 58, Proteínas: 5.2g, Carbohidratos: 10.6g, Grasas: 8.7g

25. Chuletas de Cerdo Blandas Al comino

Ingredientes:

4 libras de chuletas de cerdo, recortadas

1 cucharadas de azúcar negra

1 cucharadita de sal

1 cucharadita de ají picante, molido

Para el aderezo:

1 cucharadita de comino, molido

1 cucharadita de mostaza de Dijon

½ cucharadita de pimentón dulce ahumado, molido

½ cucharadita de pimienta negra, molida

1 cucharadas de aceite de oliva

Preparación:

Precalentar el aceite en una sartén grande a fuego medio/alto.

Mientras tanto, combinar los ingredientes de aderezo en un bowl y dejar a un lado.

Poner las chuletas de cerdo en la sartén y cocinar por 10 minutos de ambos lados. Reducir el fuego al mínimo y cocinar por 5 minutos más. Remover del fuego y poner en platos para servir.

Cubrir la carne con el aderezo.

Servir con tomates frescos en rodajas. Esto es, sin embargo, opcional.

Información nutricional por porción: Kcal: 165, Proteínas: 24.6g, Carbohidratos: 3.5g, Grasas: 12.4g

26.   Galletas de Coco sin Cocción

Ingredientes:

2 cucharadas de nueces, trozado

½ coco pequeño, rallado

1 cucharadas de fresas de Goji

1 taza de leche de coco

1tsp de ralladura de limón

½ cucharadita de extracto de vainilla

½ cucharadita de azúcar

1 cucharadita de cacao crudo

½ cucharadita de chile, molido

Preparación:

Combinar el chile, ralladura de limón, extracto de vainilla y leche de coco en una cacerola mediana. Cocinar por 10 minutos a fuego mínimo. Dejar enfriar un rato.

Mientras tanto, combinar las nueces, coco, fresas y media taza de agua en una procesadora. Pulsar hasta que quede suave y transferir a la cacerola. Revolver para combinar.

Usar moldes de magdalenas para dar forma a las galletas. Cubrir con cacao o chocolate rallado y refrigerar por 3 horas antes de servir.

Información nutricional por porción: Kcal: 135, Proteínas: 3.2g, Carbohidratos: 10.2g, Grasas: 9.4g

27. Tostadas de Perejil

Ingredientes:

4 rebanadas de pan de grano entero

½ taza de Queso Mozzarella, despedazado

½ taza de perejil, finamente trozado

2 cucharadas de aceite de oliva extra virgen

1 cucharadita de pimienta negra, molida

1 cucharadita de albahaca, molida

Preparación:

Combinar el queso, perejil y pimienta en un bowl. Batir bien con un tenedor y dejar a un lado.

Esparcir el aceite de oliva en las rebanadas de pan usando un cepillo. Ponerlas en la tostadora y tostar por 2 minutos.

Esparcir la mezcla sobre las rebanadas de pan. Rociar con una cucharadita de albahaca molida. Comer inmediatamente mientras esté tibio y crujiente.

Puede añadir unas rodajas de tomate, pero esto es opcional.

¡Disfrute!

Información nutricional por porción: Kcal: 145, Proteínas: 8.8g, Carbohidratos: 15.7g, Grasas: 5.5g

28. Avena De Granada Nocturna

Ingredientes:

1 taza de avena

½ taza de ciruelas secas, trozadas

1 taza de leche desnatada

1 cucharadas de linaza

1 cucharadas de miel

1 cucharadas de semillas de granada

1 cucharadas of semillas de chía

1 cucharadita de extracto de vainilla

¼ taza de jugo de granada

Preparación:

Combinar la avena, ciruelas, linaza y extracto de vainilla en un bowl grande. Añadir leche, miel, jugo de granada y revolver bien para combinar. Cubrir con semillas de chía y refrigerar por la noche.

¡Disfrute!

Información nutricional por porción: Kcal: 310, Proteínas: 12.4g, Carbohidratos: 41.2g, Grasas: 9.3g

29.   Estofado de Camarones con Tomates Asados

Ingredientes:

1 taza de tomates asados

1 taza de mezcla de camarones congelados

1 cucharadas de albahaca seca

4 tazas de caldo de pescado

3 cucharadas de pasta de tomate

3 piezas tallos de apio, trozados

3 zanahorias medianas, trozadas

2 cucharadas de aceite de oliva

1 cebolla mediana, finamente trozada

4 dientes de ajo, aplastados

½ taza de champiñones

Preparación:

Calentar el aceite de oliva en una sartén a fuego medio. Agregar el apio, cebollas y zanahorias. Revolver bien y freír por 10 minutos.

Remover del fuego y transferir a una cacerola profunda. Agregar los ingredientes restantes y cocinar por 1 hora a fuego medio.

Información nutricional por porción: Kcal: 303, Proteínas: 34.8g, Carbohidratos: 7.4g, Grasas: 15.3g

30.   Panqueques de palta

Ingredientes:

1 taza de leche desnatada

1 huevo de rancho

1 taza de harina común

½ cucharadita de sal

1 palta mediana, pelada y sin carozo, trozada

½ cucharadas de azúcar negra

2 cucharadas de aceite para freír

1 cucharadita de azúcar impalpable

1 cucharadita de polvo de hornear

Preparación:

Precalentar el aceite en una sartén a fuego medio/alto.

Mientras tanto, combinar la harina, polvo de hornear y sal en un bowl grande. Mezclar bien y añadir la leche y huevos.

Mezclar bien hasta obtener una mezcla homogénea. Poner un poco de la misma en la sartén, y freír hasta que dore de ambos lados. Remover los panqueques cocidos y dejar enfriar.

Poner trozos de palta en la procesadora. Rociar con azúcar negra y pulsar hasta que quede suave.

Esparcir la palta en los panqueques y rociar con azúcar impalpable para decorar.

Servir inmediatamente.

Información nutricional por porción: Kcal: 198, Proteínas: 7.6g, Carbohidratos: 12.5g, Grasas: 12.3g

31.   Chile Blanco Cremoso

Ingredientes:

1 libra de pechuga de pollo, sin piel ni hueso, en cubos de ½ pulgada de espesor

1 cebolla mediana, pelada y rebanada

2 latas de frijoles blancos, cocidos

1 lata de caldo de pollo

2 latas de chiles verdes, trozados

3 cucharadas de aceite de oliva

Sal y pimienta a gusto

1 cucharadita de orégano seco

1 cucharadita de comino, molido

1 taza de crema agria

½ taza de crema batida

Preparación:

Calentar el aceite de oliva a fuego medio/alto. Agregar las cebollas y ajo. Freír por 1 minuto y añadir los cubos de pollo. Reducir el fuego a medio y cocinar por 15 minutos.

Agregar los ingredientes restantes, excepto por la crema agria y la crema batida. Mezclar bien y hervir. Reducir el fuego al mínimo, tapar y cocinar por 30 minutos.

Cubrir con crema agria y crema batida. Servir inmediatamente.

Información nutricional por porción: Kcal: 206 Proteínas: 45.4g, Carbohidratos: 49g, Grasas: 17g

32.   Batido de Té Verde

Ingredientes:

3 cucharadas de té verde, molido

1 taza de uvas, blancas

½ taza de col rizada, finamente trozada

1 cucharadas de miel

½ cucharadita de menta fresca, molida

1 taza de agua

Preparación:

Combinar todos los ingredientes en una licuadora. Pulsar hasta que quede suave y transferir a los vasos de batido. Refrigerar por 30 minutos antes de servir.

Servir inmediatamente con cubos de hielo.

Información nutricional por porción: Kcal: 301 Proteínas: 4.8g, Carbohidratos: 55.4g, Grasas: 2.1g

33.   Sopa de Pollo Espesa

Ingredientes:

1 libra de carne de pollo, sin piel ni hueso

1 lata de frijoles blancos

¼ pimiento jalapeño, trozado

1 cebolla pequeña, pelada y finamente trozada

2 dientes de ajo, aplastados

3 cucharadas de aceite vegetal

1 cucharadita de sal

1 cucharadita de pimienta negra, molida

2 tazas de caldo de pollo

½ cucharadita de polvo de chile

¼ taza de jugo de lima

½ cucharadita de comino, molido

½ cucharadita de cilantro, molido

Preparación:

Lavar y colar los frijoles. Aplastar la mitad con un tenedor y dejar a un lado.

Calentar el aceite en una sartén grande, a fuego medio. Añadir el ajo, cebollas y pimientos. Freír por varios minutos.

Añadir las especias y freír por otro minuto o dos. Agregar los frijoles, carne de pollo, caldo de pollo y jugo de lima. Hervir y cocinar por 20 minutos.

Añadir el cilantro y cocinar 5 minutos más. Remover del fuego y dejar enfriar.

¡Servir!

Información nutricional por porción: Kcal: 118, Proteínas: 36g, Carbohidratos: 31.8g, Grasas: 16g

34. Brotes de Bruselas en Salsa de Tomate

Ingredientes:

3 libras de cola de buey, pre cocida y sin hueso

1 ½ libras de brotes de Bruselas, pre cocidos y colados

1 cebolla morada grande

4 dientes de ajo

1 cucharadas de polvo de chile

1 tomate grande, mezclado

3 hojas de laurel

½ taza de perejil fresco, molido

4 tazas de agua

1 cucharadas de aceite de oliva

Preparación:

Verter 6 vasos de agua en una olla a presión y agregar la cola de buey. Añadir 1 cucharada de aceite de oliva y cocinar por 10 minutos.

Agregar todos los vegetales y especiar. El nivel de agua debe cubrir todos los ingredientes. Cocinar por 45 minutos.

Licuar el tomate y transferir a la olla a presión. Cocinar por otros 20 minutos.

Información nutricional por porción: Kcal: 219, Proteínas: 48.3g, Carbohidratos: 51.4g Grasas: 29g

35.   Calamar Cremoso

Ingredientes:

1 libras de calamar fresco, sin las cabezas

1 taza de queso Cottage

½ taza de Queso feta

¼ taza   de apio fresco, finamente trozado

3 cucharadas de aceite de oliva

1 cucharadita ají picante, molido

Preparación:

Lavar y limpiar el calamar. Secar y dejar a un lado.

Combinar el queso Cottage con el queso feta y apio. Mezclar bien y usar 1 cucharada de esta mezcla para rellenar cada calamar.

Calentar el aceite de oliva en una sartén grande a fuego medio/alto. Freír el calamar de cada lado por varios minutos. Remover y dejar reposar por 15 minutos.

Rociar con ají picante molido y servir.

Información nutricional por porción: Kcal: 232, Proteínas: 24.2g, Carbohidratos: 9.1g, Grasas: 10.5g

36.   Sopa Caliente de Zanahorias

Ingredientes:

5 zanahorias grandes, peladas y rebanadas

2 cucharadas de aceite de oliva

1 taza de crema para cocinar

2 tazas de agua

¼ cucharadita de sal

Preparación:

Calentar el aceite de oliva a temperatura media. Pelar y rebanar las zanahorias. Freír por 15 minutos, revolviendo constantemente.

Reducir el fuego, añadir crema para cocinar, sal y agua. Cocinar por 10 minutos.

Información nutricional por porción: Kcal: 115, Proteínas: 5.8g, Carbohidratos: 16.3g, Grasas: 3.4g

37. Pastel Tibio de Vainilla

Ingredientes:

2 tazas de leche

½ taza de azúcar

2 cucharadas de extracto de vainilla

3 cucharadas de maicena

1 cucharadas de manteca

Preparación:

En una cacerola mediana, calentar la leche hasta que comience a hervir. Mientras tanto, combinar el azúcar con la maicena y mezclar bien. Verter la mezcla en la leche caliente y revolver. Reducir el fuego al mínimo y cocinar hasta que espese. Añadir una cucharada de manteca y extracto de vainilla. Verter en vasos para servir y enfriar bien.

Cubrir con helado de chocolate y cobertura de chocolate.

Información nutricional por porción: Kcal: 145, Proteínas:

3.1g, Carbohidratos: 25.2g, Grasas: 4.5g

38.   Chuletas De Cordero Asadas

Ingredientes:

5 chuletas de lomo de cordero, cortadas en trozos de 1 ½ pulgada

1 taza de aceite vegetal

3 dientes de ajo, aplastados

1 cucharada de hojas de tomillo frescas, aplastadas

1 cucharadas de romero fresco, aplastado

1 cucharadas pimienta roja, molida

1 cucharadita sal marina

Preparación:

Combinar el aceite con los dientes de ajo, hojas de tomillo frescas, romero, pimienta roja y sal. Mezclar bien en un bowl grande. Añadir las chuletas de cordero y cubrir bien. Dejar reposar en la nevera por 2 horas.

Precalentar el horno a 350°F.

Poner las chuletas en una sartén grande para horno. Añadir 4 cucharadas de la marinada y reducir el fuego a 300°F.

Cocinar por 15 minutos y remover del horno.

Agregar 4 cucharadas más de marinada, rotar las chuletas y cocinar otros 15 minutos.

Remover del horno y servir con vegetales frescos. ¡Disfrute!

Información nutricional por porción: Kcal: 250, Proteínas: 26.2g, Carbohidratos: 14.7g, Grasas: 5.6g

39.   Ensalada de Lima fresca

Ingredientes:

1 taza de lechuga de cordero, trozada

1 cebolla grande, rebanada

6-7 tomates cherry medianos

½ taza de aceitunas negras

6-7 rábanos medianos

½ lima fresca mediana, rebanada

1 cucharadas de jugo de lima fresco

2 cucharadas de aceite de oliva extra virgen

½ cucharadita de sal

Preparación:

Lavar y limpiar los vegetales. Rebanar las cebollas y mezclar con los otros vegetales en un bowl grande.

Agregar el jugo de lima fresco, aceite de oliva y sal. Mezclar bien. Decorar con rodajas de lima. ¡Disfrute!

Información nutricional por porción: Kcal: 163, Proteínas: 3.2g, Carbohidratos: 8.7g, Grasas: 512.9g

40.   Envueltos de Salmón

Ingredientes:

1 libra de salmón, molido

1 cucharadas de sazón para vegetales mixto

1 taza de cebolla trozada

2 cucharadas pimienta roja, molida

½ taza de puré de tomate

8 hojas de lechuga iceberg grandes

½ taza de queso Cheddar rallado

1 cucharada de aceite vegetal

½ taza de caldo de pollo

Preparación:

Calentar aceite en una sartén antiadherente a fuego medio/alto. Agregar el salmón y cocinar por 5 minutos, revolviendo constantemente. Añadir la sazón para vegetales, cebollas, pimiento y puré de tomate y cocinar por 5 minutos.

Verter agua o caldo, tapar y hervir. Reducir el fuego al mínimo y cocinar por 20 minutos, o hasta que el líquido se haya reducido a la mitad. Remover del fuego y dejar reposar.

Preparar las hojas de lechuga y ponerlas en una superficie plana. Poner la mezcla de salmón en las hojas. Añadir queso cheddar y enrollar.

Información nutricional por porción: Kcal: 250, Proteínas: 21.2g, Carbohidratos: 0.5g, Grasas: 18.2g

41. Champiñones con Salsa de Tomate

Ingredientes:

1 taza de champiñones

1 tomate grande, pelado y trozado

3 cucharadas de aceite de oliva

1 cucharadas de perejil, finamente trozado

1 cucharadita de sal

½ cucharadita de pimienta negra, molida

Preparación:

Precalentar el horno a 400°F.

Precalentar el aceite en una sartén a fuego medio/alto. Verter la mezcla de tomate y añadir 1 taza de agua. Reducir el fuego al mínimo y cocinar por 15 minutos hasta que el agua evapore.

Mientras tanto, combinar el tomate, perejil y sal en una procesadora. Pulsar hasta que quede suave y dejar a un lado.

Lavar y colar los champiñones y poner en una fuente grande de horno. Esparcir la salsa encima y rociar con pimienta a gusto.

Hornear por 10-15 minutos. Remover del horno y dejar enfriar un rato.

Servir con crema agria o yogurt griego. Sin embargo, esto es opcional.

¡Disfrute!

Información nutricional por porción: Kcal: 250, Proteínas: 26.2g, Carbohidratos: 14.7g, Grasas: 5.6g

42.   Batido de Guayaba

Ingredientes:

1 taza de guayaba, sin semillas, trozada

1 taza de espinaca bebé, finamente trozada

1 banana, pelada y rebanada

1 cucharadita de jengibre fresco, rallado

½ mango mediano, pelado y trozado

2 tazas de agua

Preparación:

Combinar todos los ingredientes en una licuadora. Mezclar hasta que quede suave y transferir a vasos para servir. Refrigerar por 30 minutos antes de servir.

¡Disfrute!

Información nutricional por porción: Kcal: 242, Proteínas: 6.7g, Carbohidratos: 57.4g, Grasas: 1.1g

43. Dip de Queso Azul y Frijoles

Ingredientes:

2 onzas de manteca

1 cebolla pequeña, pelada y trozada

2 dientes de ajo, aplastados

8.8 onzas (1 lata) de frijoles de chile, pre cocidos

3.5 onzas queso azul, rallado

1 cucharadita de sal

½ taza de agua

½ cucharadita de polvo de chile

Preparación:

Derretir la manteca a fuego medio. Añadir las cebollas, ajo y freír por varios minutos, o hasta que doren.

Agregar los frijoles de chile y queso rallado. Mezclar bien y cocinar hasta que el queso se derrita. Remover del fuego y dejar enfriar un rato. Transferir a una licuadora y mezclar bien por 30 segundos.

Agregar polvo de chile y sal a gusto. Mezclar bien y servir.

Información nutricional por porción: Kcal: 71, Proteínas: 4.3g, Carbohidratos: 17.5g, Grasas: 9.1g

44.   Trenza de Pavo y Ternera

Ingredientes:

2 libras de pechugas de pavo, sin piel ni hueso

1 libras de filete de ternera, sin hueso

¼ taza de aceite vegetal

1 cucharadita pimienta roja, molida

1 cucharadita de sal marina

Preparación:

Lavar y secar la carne. Cortar en piezas de ½ pulgada de espesor y aplastar con una maza. Usando un cuchillo afilado, cortar la carne en 3 piezas iguales. Asegurar la parte superior con un palillo y trenzar.

Combinar el aceite vegetal con la pimienta roja y sal. Esparcir esta mezcla sobre las trenzas usando un cepillo. Dejar reposar por 15 minutos.

Mientras tanto, precalentar un grill a fuego medio. Puede agregar 1 cucharada de la marinada.

Freír las trenzas por 10 minutos de cada lado, o hasta que doren.

Información nutricional por porción: Kcal: 233, Proteínas: 29.3g, Carbohidratos: 0.2g, Grasas: 13.4g

45.   Ensalada de Pimiento Relleno

Ingredientes:

3 pimientos rojos grandes, enteros

1 taza de Queso feta, despedazado

3 claras de huevo

3 cucharadas crema agria

½ taza de perejil fresco, finamente trozado

Preparación:

Lavar y limpiar los pimientos. Cortar las partes superiores y remover las semillas. Lavar bien. Rociar el interior con aceite de oliva y dejar a un lado.

Combinar el queso feta, claras de huevo, crema agria y perejil fresco en un bowl. Mezclar bien. Rellenar los pimientos con la mezcla de queso.

Servir.

Información nutricional por porción: Kcal: 185, Proteínas: 11.3g, Carbohidratos: 6.2g, Grasas: 13.4g

46. Macarrones y Queso Cremosos

Ingredientes:

1 taza de macarrones de arroz

½ taza de champiñones, rebanados

1 tomate pequeño, pelado y trozado

¼ cucharadita de orégano, molido

½ cucharadita de azúcar negra

2 cucharadas de queso Parmesano

2 cucharadas de crema agria

2 cucharadas de Queso feta, despedazado

¼ cucharadita de sal

2 cucharadas de aceite de oliva

Preparación:

Hervir 3 tazas de agua en una cacerola profunda. Remover del fuego y poner el macaron de arroz en ella. Dejar reposar por varios minutos. Se ablandará muy rápido. Remover de la cacerola y colar. Dejar a un lado.

Precalentar el aceite de oliva a fuego medio. Trozar el tomate y freír por 5 minutos, revolviendo constantemente. Añadir los champiñones, orégano, azúcar y 1/5 taza de agua. Cocinar por 10 minutos más. Remover del fuego y añadir los macarrones. Mezclar bien.

Derretir el queso feta a fuego mínimo. Añadir crema agria y queso parmesano. Mezclar bien. Puede añadir un poco de leche si la mezcla está muy espesa.

Servir los macarrones con tomates y champiñones, y verter la mezcla de queso encima.

Información nutricional por porción: Kcal: 180, Proteínas: 6.8g, Carbohidratos: 22.2g, Grasas: 7.3g

47. Arroz y Tomates Cherry

Ingredientes:

1 taza arroz negro

6 tomates cherry grandes

1 taza champiñones

1 cucharadita romero seco, finamente trozado

1/8 cucharadita de sal

3 cucharadas de aceite de oliva

Preparación:

Usar las instrucciones del paquete para preparar el arroz. Dejar a un lado.

Calentar el aceite de oliva en una sartén. Trozar los tomates y freír por 10 minutos revolviendo constantemente.

Añadir los champiñones y freír hasta que el agua se evapore. Agregar el romero seco y sal.

Mezclar la salsa de tomate con el arroz y servir.

Información nutricional por porción: Kcal: 255, Proteínas: 6.1g, Carbohidratos: 48.4g, Grasas: 4.3g

48.   Tortillas Con Dip Caliente

Ingredientes:

8 tortillas

11 onzas de queso Gouda rallado

4 cebollas de verdeo, finamente trozadas

5.6 onzas (1 lata) de maíz

2 cucharadas de aceite

Para el dip de chile:

3 tomates grandes maduros

1 cucharadas de manteca (puede ser reemplazada con aceite de oliva)

1 cucharadas de chile moldo

2 ají picantes, finamente trozados

2 dientes de ajo, aplastados

½ cucharadita de orégano seco

¼ cucharadita de sal

1 cucharadita de azúcar

¼ taza de vino blanco

Preparación:

Calentar un grill a fuego medio/alto. Calentar cada tortilla por 1 minuto en el microondas. Esto facilitará el enrollado. Esparcir el queso gouda sobre cada tortilla y añadir las cebollas de verdeo, maíz y sal. Enrollar y grillar cada tortilla por 1-2 minutos de cada lado, o hasta que el queso se derrita. Transferir a un plato.

Dip:

Pelar y cortar los tomates. Mantener todo el líquido.

Derretir la manteca a fuego medio. Agregar el ajo y freír por varios minutos. Añadir los tomates, orégano, sal, azúcar, chile molido y ají picante. Reducir el fuego al mínimo y cocinar hasta que los tomates ablanden. Agregar el vino y cocinar por 10 minutos, revolviendo constantemente. Servir con las tortillas.

Información nutricional por porción: Kcal: 86 Proteínas: 4.4g, Carbohidratos: 11.5g, Grasas: 6.7g

JUGOS

1. Jugo de Frutilla y Menta

Ingredientes:

1 taza de frutillas, en trozos

1 taza de menta fresca, en trozos

1 manzana Granny Smith grande, sin centro y en trozos

1 banana grande, sin piel

2 onzas de agua

Preparación:

Lavar las frutillas y remover las hojas. Trozar y rellenar un vaso medidor. Reservar el resto en la nevera. Dejar a un lado.

Lavar la menta bajo agua fría. Colar y trozar. Dejar a un lado.

Lavar la manzana y cortarla por la mitad. Remover el centro y trozar. Dejar a un lado.

Pelar la banana y trozar. Dejar a un lado.

Combinar las frutillas, menta, manzana y banana en una juguera, y pulsar. Transferir a un vaso y añadir el agua.

Agregar hielo y servir inmediatamente.

Información nutricional por porción: Kcal: 245, Proteínas: 4.3g, Carbohidratos: 73.8g, Grasas: 1.5g

2.   Jugo de Granada y Manzana

Ingredientes:

1 taza de semillas de granada

1 manzana mediana, en trozos

1 taza de mango, en trozos

1 rodaja de jengibre pequeña

¼ cucharadita de canela, molida

1 onza de agua

Preparación:

Cortar la parte superior de la granada y deslizar hacia las membranas blancas. Remover las semillas a un vaso medidor y dejar a un lado.

Lavar la manzana y cortarla por la mitad. Remover el centro y trozar. Dejar a un lado.

Pelar el mango y trozarlo. Rellenar un vaso medidor y reservar el resto en la nevera. Dejar a un lado.

Pelar la rodaja de jengibre y trozarla. Dejar a un lado.

Combinar las semillas de granada, manzana, mango y jengibre en una juguera, y pulsar. Transferir a un vaso y añadir la canela y agua.

Refrigerar 5 minutos antes de servir.

Información nutricional por porción: Kcal: 227, Proteínas: 3.6g, Carbohidratos: 64.1g, Grasas: 1.9g

3.   Jugo de Arándanos y Limón

Ingredientes:

1 taza de arándanos

1 limón entero, por la mitad

1 manzana Dorada Deliciosa, en trozos

1 kiwi entero, sin piel y en trozos

¼ cucharadita de jengibre, molido

1 onza de agua

Preparación:

Poner los arándanos en un colador. Lavar bajo agua fría y colar. Rellenar un vaso medidor y reservar el resto en la nevera.

Pelar el limón y cortarlo por la mitad. Dejar a un lado.

Lavar la manzana y cortarla por la mitad. Remover el centro y trozar. Dejar a un lado.

Pelar el kiwi y trozarlo. Reservar el jugo.

Combinar los arándanos, limón, manzana y kiwi en una juguera, y pulsar. Transferir a un vaso y añadir el jengibre, agua y jugo de kiwi.

Agregar hielo picado y servir inmediatamente.

Información nutricional por porción: Kcal: 217, Proteínas: 3.2g, Carbohidratos: 66.2g, Grasas: 1.3g

4. Jugo de Frambuesa y Lima

Ingredientes:

1 taza de frambuesas

1 lima entera, sin piel

1 manzana roja Deliciosa mediana, en trozos

1 ciruela entera, sin carozo y en trozos

1 onza de agua

Preparación:

Poner las frambuesas en un colador y lavar bajo agua fría. Colar y rellenar un vaso medidor. Reservar el resto en la nevera. Dejar a un lado.

Pelar la lima y cortarla por la mitad. Cortar en cuartos y dejar a un lado.

Lavar la manzana y cortarla por la mitad. Remover el centro y trozar. Dejar a un lado.

Lavar la ciruela y cortarla por la mitad. Remover el carozo y trozarlo. Dejar a un lado.

Combinar las frambuesas, lima, manzana y ciruela en una juguera, y pulsar. Transferir a un vaso y añadir el agua.

Refrigerar 10 minutos antes de servir.

Información nutricional por porción: Kcal: 173, Proteínas: 2.7g, Carbohidratos: 55.7g, Grasas: 1.4g

5.   Jugo de Brócoli e Hinojo

Ingredientes:

2 tazas de brócoli, en trozos

1 taza de hinojo, en trozos

1 manzana Granny Smith mediana, en trozos

1 taza de albahaca fresca, en trozos

1 onza de agua

Preparación:

Lavar el brócoli y recortar las hojas externas. Trozar y rellenar un vaso medidor. Reservar el resto. Dejar a un lado.

Recortar los tallos de hinojo y capas marchitas. Rellenar un vaso medidor y reservar el resto. Dejar a un lado.

Lavar la manzana y cortarla por la mitad. Remover el centro y trozar. Dejar a un lado.

Lavar la albahaca bajo agua fría. Colar y trozar. Dejar a un lado.

Combinar el brócoli, hinojo, manzana y albahaca en una juguera, y pulsar. Transferir a un vaso y añadir el agua.

Refrigerar 10 minutos antes de servir.

Información nutricional por porción: Kcal: 140, Proteínas: 7.7g, Carbohidratos: 41.8g, Grasas: 1.3g

6. Jugo de Cantalupo y Naranja

Ingredientes:

1 taza de cantalupo, en trozos

1 naranja grande, sin piel

1 taza de menta fresca, en trozos

1 taza de moras

¼ cucharadita de canela, molida

Preparación:

Cortar el cantalupo por la mitad. Remover las semillas y cortar un gajo grande. Pelar y trozar. Rellenar un vaso medidor y envolver el resto en film. Reservar.

Pelar la naranja y dividirla en gajos. Cortar cada gajo por la mitad y dejar a un lado.

Lavar la menta bajo agua fría y colar. Trozar y dejar a un lado.

Poner las moras en un colador y lavarlas. Colar y dejar a un lado.

Combinar el cantalupo, naranja, menta y moras en una juguera, y pulsar. Transferir a un vaso y añadir la canela.

Agregar hielo y servir inmediatamente.

Información nutricional por porción: Kcal: 157, Proteínas: 5.9g, Carbohidratos: 51.9g, Grasas: 1.5g

7. Jugo de Calabaza y Limón

Ingredientes:

1 taza de calabaza, en cubos

1 manzana dorada Deliciosa pequeña, sin centro y en trozos

1 limón entero, sin piel y por la mitad

1 zanahoria grande, en rodajas

1 taza de berro, en trozos

Preparación:

Cortar la parte superior de la calabaza. Cortarla por la mitad y remover las semillas. Cortar un gajo grande y pelarlo. Cortar en cubos y rellenar un vaso medidor. Reservar el resto en la nevera.

Lavar la manzana y cortarla por la mitad. Remover el centro y trozar. Dejar a un lado.

Pelar el limón y cortarlo por la mitad. Dejar a un lado.

Lavar y pelar la zanahoria. Cortar en rodajas finas y dejar a un lado.

Lavar el berro bajo agua fría. Colar y trozar. Dejar a un lado.

Combinar la calabaza, manzana, limón, zanahoria y berro en una juguera, y pulsar. Transferir a un vaso y añadir hielo antes de servir.

Información nutricional por porción: Kcal: 126, Proteínas: 3.6g, Carbohidratos: 37.8g, Grasas: 0.7g

8.   Jugo de Mango y Frutilla

Ingredientes:

1 mango entero, en trozos

1 taza de frutillas, en trozos

1 lima entera, sin piel

1 pera grande, en trozos

1 taza de menta fresca, en trozos

1 cucharada de agua de coco

Preparación:

Pelar el mango y trozarlo. Dejar a un lado.

Lavar las frutillas y remover las hojas. Trozar y rellenar un vaso medidor. Reservar el resto en la nevera.

Pelar la lima y cortarla por la mitad. Dejar a un lado.

Lavar la pera y cortarla por la mitad. Remover el centro y trozarlo. Dejar a un lado.

Lavar la menta bajo agua fría y colar. Trozar y dejar a un lado.

Combinar el mango, frutillas, lima, pera y menta en una juguera, y pulsar. Transferir a un vaso y añadir el agua de coco.

Agregar hielo picado y servir inmediatamente.

Información nutricional por porción: Kcal: 335, Proteínas: 5.7g, Carbohidratos: 103g, Grasas: 2.3g

9.   Jugo de Pomelo y Manzana

Ingredientes:

1 pomelo entero, sin piel y en gajos

1 manzana mediana, en trozos

3 damascos enteros, sin carozo

1 taza de Acelga, en trozos

1 cucharada de miel líquida

¼ cucharadita de jengibre, molido

Preparación:

Pelar el pomelo y dividirlo en gajos. Cortar cada gajo por la mitad y dejar a un lado.

Lavar la manzana y cortarla por la mitad. Remover el centro y trozarlo. Dejar a un lado.

Lavar los damascos y cortarlos por la mitad. Trozar y dejar a un lado.

Lavar la acelga bajo agua fría. Colar y trozar. Dejar a un lado.

Combinar el pomelo, manzana, damascos y acelga en una juguera, y pulsar. Transferir a un vaso y añadir la miel y jengibre.

Agregar algunos cubos de hielo y servir inmediatamente.

Información nutricional por porción: Kcal: 212, Proteínas: 4.7g, Carbohidratos: 61.9g, Grasas: 1.1g

10.   Jugo de Cereza y Ananá

Ingredientes:

1 taza de cerezas, sin carozo

1 taza de ananá, en trozos

1 taza de espinaca, en trozos

1 limón entero, sin piel

¼ cucharadita de canela, molida

1 onza de agua

Preparación:

Poner las cerezas en un colador mediano. Lavar bajo agua fría y remover las ramas. Cortarlas por la mitad y remover los carozos. Rellenar un vaso medidor y reservar el resto en la nevera.

Cortar la parte superior del ananá. Pelar y cortar en rodajas finas. Rellenar un vaso medidor y reservar el resto.

Lavar la espinaca bajo agua fría. Colar y trozar. Dejar a un lado.

Pelar el limón y cortarlo por la mitad. Dejar a un lado.

Combinar las cerezas, ananá, espinaca y limón en una juguera, y pulsar. Transferir a un vaso y añadir el agua.

Agregar hielo picado y servir inmediatamente.

Información nutricional por porción: Kcal: 196, Proteínas: 9.2g, Carbohidratos: 59.3g, Grasas: 1.5g

11. Jugo de Tomate y Perejil

Ingredientes:

2 tomates Roma medianos, en trozos

1 taza de perejil fresco, en trozos

1 alcachofa mediana, en trozos

1 taza de Lechuga romana, en trozos

¼ cucharadita de sal

¼ cucharadita de orégano seco, molido

Preparación:

Lavar los tomates y ponerlos en un tazón. Trozar y reservar el jugo de tomate. Dejar a un lado.

Combinar el perejil y lechuga en un colador grande. Lavar bajo agua fría y colar. Trozar y dejar a un lado.

Lavar la alcachofa y recortar las hojas externas. Trozar y rellenar un vaso medidor. Reservar el resto en la nevera. Dejar a un lado.

Combinar los tomates, perejil, alcachofa y lechuga en una juguera, y pulsar. Transferir a un vaso y añadir la sal y orégano.

Refrigerar 10 minutos antes de servir.

Información nutricional por porción: Kcal: 82, Proteínas: 8.7g, Carbohidratos: 28.3g, Grasas: 1.3g

12.   Jugo de Palta y Remolacha

Ingredientes:

1 taza de palta, en cubos

1 taza de remolachas, en rodajas

1 taza de apio, en trozos pequeños

1 limón entero, sin piel

1 onza de agua

Preparación:

Pelar la palta y cortarla por la mitad. Remover el carozo y cortar en cubos pequeños. Rellenar un vaso medidor y reservar el resto en la nevera. Dejar a un lado.

Lavar las remolachas y recortar las puntas verdes. Pelar y cortar en rodajas finas. Rellenar un vaso medidor y reservar el resto.

Lavar el apio y trozarlo. Rellenar el vaso medidor y reservar el resto en la nevera.

Pelar el limón y cortarlo por la mitad. Dejar a un lado.

Combinar la palta, remolachas, apio y limón en una juguera, y pulsar.

Transferir a un vaso y añadir el agua. Refrigerar 10 minutos antes de servir.

Información nutricional por porción: Kcal: 264, Proteínas: 6.5g, Carbohidratos: 34.2g, Grasas: 22.5g

13.   Jugo de Papaya y Naranja

Ingredientes:

1 taza de papaya, en trozos

1 naranja grande, sin piel

1 manzana Granny Smith pequeña, en trozos

1 taza de menta fresca, en trozos

1 cucharada de albahaca fresca, en trozos

Preparación:

Lavar y pelar la papaya. Cortarla por la mitad y remover las semillas. Trozar y rellenar un vaso medidor. Reservar el resto en la nevera.

Pelar la naranja y dividirla en gajos. Cortar cada gajo por la mitad y dejar a un lado.

Lavar la manzana y cortarla por la mitad. Remover el centro y trozar. Dejar a un lado.

Lavar la menta y albahaca bajo agua fría. Colar y trozar. Dejar a un lado.

Combinar la papaya, naranja, manzana, menta y albahaca en una juguera, y pulsar. Transferir a un vaso y añadir hielo.

Servir inmediatamente.

Información nutricional por porción: Kcal: 199, Proteínas: 4.1g, Carbohidratos: 60.1g, Grasas: 1.1g

14.   Jugo de Repollo y Calabacín

Ingredientes:

1 taza de repollo morado, en trozos

1 calabacín mediano, en rodajas

1 taza de apio, en trozos

1 taza de pepino, en rodajas

¼ cucharadita de jengibre, molido

¼ cucharadita de cúrcuma, molida

¼ cucharadita de sal

Preparación:

Lavar el repollo morado bajo agua fría. Colar y trozar. Dejar a un lado.

Lavar el calabacín y cortarlo en rodajas finas. Dejar a un lado.

Lavar el apio y trozarlo. Dejar a un lado.

Lavar el pepino y cortarlo en rodajas finas. Rellenar un vaso medidor y reservar el resto.

Combinar el repollo, calabacín, apio y pepino en una juguera, y pulsar. Transferir a un vaso y añadir el jengibre, cúrcuma y sal.

Refrigerar 10 minutos antes de servir.

Información nutricional por porción: Kcal: 62, Proteínas: 4.7g, Carbohidratos: 17.5g, Grasas: 1g

15.   Jugo de Frutilla y Calabaza

Ingredientes:

1 taza de frutillas, en trozos

1 taza de zapallo calabaza, en cubos

2 ciruelas enteras, sin carozo y en trozos

1 manzana mediana, en trozos

¼ cucharadita de jengibre, molido

¼ cucharadita de cúrcuma, molida

Preparación:

Lavar las frutillas y remover las hojas. Trozar y rellenar un vaso medidor. Reservar el resto en la nevera. Dejar a un lado.

Pelar el zapallo y cortarlo por la mitad. Remover las semillas y lavar las mitades. Cortar en cubos pequeños y rellenar un vaso medidor. Envolver el resto en film y refrigerar.

Lavar las ciruelas y cortarlas por la mitad. Remover los carozos y trozar. Dejar a un lado.

Lavar la manzana y cortarla por la mitad. Remover el centro y trozar. Dejar a un lado.

Combinar las frutillas, zapallo calabaza, ciruela y manzana en una juguera, y pulsar. Transferir a un vaso y añadir hielo picado.

Servir inmediatamente.

Información nutricional por porción: Kcal: 214, Proteínas: 4.1g, Carbohidratos: 65.2g, Grasas: 1.2g

16.   Jugo de Coliflor y Chirivías

Ingredientes:

1 taza de coliflor, en trozos

1 taza de chirivías, en rodajas

1 zanahoria grande, en rodajas

1 taza de hinojo, recortado y en trozos

1 lima entera, sin piel

Preparación:

Lavar la coliflor y recortar las hojas externas. Trozar y rellenar un vaso medidor. Reservar el resto.

Lavar y pelar las chirivías. Cortar en rodajas finas y rellenar un vaso medidor. Reservar el resto.

Recortar los tallos de hinojo y capas marchitas. Rellenar un vaso medidor y reservar el resto. Dejar a un lado.

Pelar la lima y cortarla por la mitad. Dejar a un lado.

Combinar la coliflor, chirivías, zanahoria, hinojo y lima en una juguera. Pulsar. Transferir a un vaso y refrigerar 10 minutos antes de servir.

Puede añadir cúrcuma o jengibre para más sabor.

Información nutricional por porción: Kcal: 141, Proteínas: 5.6g, Carbohidratos: 46.2g, Grasas: 1.1g

17.   Jugo de naranja y Pera

Ingredientes:

1 naranja mediana, sin piel

1 pera mediana, en trozos

1 taza de remolachas, en trozos

1 manzana dorada Deliciosa pequeña, en trozos

¼ cucharadita de canela, molida

¼ cucharadita de jengibre, molido

Preparación:

Pelar la naranja y dividirla en gajos. Cortar cada gajo por la mitad y dejar a un lado.

Lavar la pera y cortarla por la mitad. Remover el centro y trozarlo. Dejar a un lado.

Lavar las remolachas y recortar las puntas verdes. Cortar en rodajas y rellenar el vaso medidor. Reservar el resto.

Lavar la manzana y cortarla por la mitad. Remover el centro y trozar. Dejar a un lado.

Combinar la naranja, pera, remolachas y manzana en una juguera, y pulsar. Transferir a un vaso y añadir la canela y jengibre. Agregar hielo antes de servir.

Información nutricional por porción: Kcal: 234, Proteínas: 4.4g, Carbohidratos: 73.1g, Grasas: 0.8g

18. Jugo de Arándanos y Uvas

Ingredientes:

2 tazas de arándanos

1 taza de uvas negras

1 taza de menta fresca, en trozos

1 banana grande, sin piel

2 cucharadas de leche

¼ cucharadita de canela, molida

Preparación:

Poner los arándanos en un colador. Lavar bajo agua fría y colar. Dejar a un lado.

Lavar las uvas y remover las hojas. Rellenar el vaso medidor y reservar el resto en la nevera. Dejar a un lado.

Lavar la menta bajo agua fría. Colar y trozar. Dejar a un lado.

Combinar los arándanos, uvas, menta y banana en una juguera, y pulsar. Transferir a un vaso y añadir la leche y canela.

Refrigerar 10 minutos antes de servir.

Información nutricional por porción: Kcal: 326, Proteínas: 6.2g, Carbohidratos: 93.4g, Grasas: 2.1g

19. Jugo de Zapallo y Calabaza

Ingredientes:

1 taza de zapallo calabaza, en cubos

1 naranja grande, sin piel

1 zanahoria grande, en rodajas

1 limón entero, sin piel

1 taza de pepino, en rodajas

¼ cucharadita de cúrcuma, molida

Preparación:

Lavar la calabaza y cortar en cubos pequeños. Rellenar un vaso medidor y reservar el resto en la nevera. Dejar a un lado.

Pelar la naranja y dividirla en gajos. Cortar cada gajo por la mitad y dejar a un lado.

Lavar y pelar la zanahoria. Cortar en rodajas finas y dejar a un lado.

Pelar el limón y cortarlo por la mitad. Dejar a un lado.

Lavar el pepino y cortarlo en rodajas finas. Rellenar un vaso medidor y reservar el resto.

Combinar la calabaza, naranja, zanahoria, limón y pepino en una juguera, y pulsar. Transferir a un vaso y añadir la cúrcuma.

Agregar hielo picado y servir inmediatamente.

Información nutricional por porción: Kcal: 127, Proteínas: 4.6g, Carbohidratos: 40.7g, Grasas: 0.9g

20. Jugo de Col Rizada y Remolacha

Ingredientes:

1 taza de col rizada fresca, en trozos

1 taza de remolachas, en rodajas

1 manzana Granny Smith pequeña, en trozos

1 taza de cantalupo, en cubos

¼ cucharadita de jengibre, molido

Preparación:

Lavar la col rizada bajo agua fría. Colar y trozar. Dejar a un lado.

Lavar las remolachas y recortar las puntas verdes. Cortar en rodajas finas y rellenar un vaso medidor. Reservar el resto.

Lavar la manzana y cortarla por la mitad. Remover el centro y trozar. Dejar a un lado.

Cortar el cantalupo por la mitad. Remover las semillas y cortar un gajo grande. Pelar y trozar. Rellenar un vaso medidor y envolver el resto en film. Reservar.

Combinar la col rizada, remolachas, apio y cantalupo en una juguera, y pulsar. Transferir a un vaso y añadir el jengibre.

Agregar hielo y servir inmediatamente.

Información nutricional por porción: Kcal: 181, Proteínas: 7g, Carbohidratos: 51.1g, Grasas: 1.4g

21. Jugo de Kiwi y Menta

Ingredientes:

2 kiwis enteros, sin piel

1 taza de menta fresca, en trozos

1 taza de pepino, en rodajas

1 manzana dorada Deliciosa mediana, en trozos

1 banana grande, sin piel

Preparación:

Pelar los kiwis y cortarlos por la mitad. Dejar a un lado.

Lavar la menta bajo agua fría y colar. Trozar y dejar a un lado.

Lavar el pepino y cortarlo en rodajas finas. Rellenar un vaso medidor y reservar el resto. Dejar a un lado.

Lavar la manzana y cortarla por la mitad. Remover el centro y trozar. Dejar a un lado.

Pelar la banana y cortarla en rodajas finas. Dejar a un lado.

Combinar los kiwis, pepino, manzana y banana en una juguera, y pulsar. Transferir a un vaso y añadir hielo.

Servir inmediatamente.

Información nutricional por porción: Kcal: 272, Proteínas: 4.8g, Carbohidratos: 79.8g, Grasas: 1.7g

22. Jugo de Moras y Mango

Ingredientes:

1 taza de moras

1 taza de mango, en trozos

3 damascos enteros, en trozos

1 taza de espinaca fresca, en trozos

1 lima entera, sin piel

Preparación:

Lavar las moras usando un colador grande. Colar y dejar a un lado.

Pelar el mango y trozarlo. Rellenar un vaso medidor y reservar el resto. Dejar a un lado.

Lavar los damascos y cortarlos por la mitad. Remover los carozos y trozar. Dejar a un lado.

Lavar la espinaca bajo agua fría. Colar y trozar. Dejar a un lado.

Pelar la lima y cortarla por la mitad. Dejar a un lado.

Combinar las moras, mango, damascos, espinaca y lima en una juguera. Pulsar, transferir a un vaso y refrigerar 10 minutos antes de servir.

Información nutricional por porción: Kcal: 201, Proteínas: 11.1g, Carbohidratos: 61.5g, Grasas: 2.6g

23. Jugo de Arándanos Agrios y Pimienta

Ingredientes:

1 taza de arándanos agrios

3 damascos enteros, sin carozo y en trozos

1 manzana dorada Deliciosa pequeña, en trozos

1 taza de cerezas, sin carozo

1 cucharadita de extracto de pimienta

3 cucharadas de agua de coco

Preparación:

Lavar los arándanos agrios usando un colador grande. Colar y dejar a un lado.

Lavar los damascos y cortarlos por la mitad. Remover los carozos y trozar. Dejar a un lado.

Lavar la manzana y cortarla por la mitad. Remover el centro y trozar. Dejar a un lado.

Lavar las cerezas bajo agua fría. Colar y cortarlas por la mitad. Remover los carozos y dejar a un lado.

Combinar los arándanos agrios, damascos, manzana y cerezas en una juguera, y pulsar. Transferir a un vaso y añadir el extracto de pimienta y agua de coco.

Rociar con menta picada para más sabor.

Agregar algunos cubos de hielo y servir inmediatamente.

Información nutricional por porción: Kcal: 216, Proteínas: 3.8g, Carbohidratos: 66.1g, Grasas: 1.1g

24.   Jugo de Perejil y Pepino

Ingredientes:

2 tazas de perejil, en trozos

1 pepino entero, en rodajas

1 taza de apio, en trozos

1 puerro entero, en trozos

1 taza de verdes de remolacha, en trozos

¼ cucharadita de polvo de cúrcuma, molido

¼ cucharadita de comino, molido

Preparación:

Combinar el perejil y verdes de remolacha en un colador grande. Lavar bajo agua fría y colar. Trozar y dejar a un lado.

Lavar el pepino y cortarlo en rodajas finas. Dejar a un lado.

Lavar el apio y trozarlo. Rellenar un vaso medidor y reservar el resto en la nevera. Dejar a un lado.

Lavar el puerro y trozarlo. Dejar a un lado.

Combinar el perejil, verdes de remolacha, pepino, apio y puerro en una juguera, y pulsar. Transferir a un vaso y añadir la cúrcuma y comino.

Servir inmediatamente.

Información nutricional por porción: Kcal: 127, Proteínas: 8.4g, Carbohidratos: 35.7g, Grasas: 1.7g

25.   Jugo de Melón Dulce y Acelga

Ingredientes:

1 gajo grande de melón dulce, sin piel y en cubos

1 taza de Acelga, en trozos

1 zanahoria grande, sin piel y en rodajas

1 taza de pepino, en rodajas

1 nudo de jengibre pequeño, sin piel

¼ cucharadita de cúrcuma, molida

2 onzas de agua

Preparación:

Cortar el melón por la mitad. Remover las semillas y lavar. Cortar un gajo grande y pelarlo. Cortar en cubos pequeños y dejar a un lado.

Lavar la acelga bajo agua fría. Colar y trozar. Dejar a un lado.

Lavar y pelar la zanahoria. Cortar en rodajas finas y dejar a un lado.

Lavar el pepino y cortarlo en rodajas finas. Rellenar un vaso medidor y reservar el resto. Dejar a un lado.

Pelar el nudo de jengibre y trozarlo. Dejar a un lado.

Combinar el melón, acelga, zanahoria y pepino en una juguera, y pulsar. Transferir a un vaso y añadir la cúrcuma y agua.

Refrigerar 10 minutos antes de servir.

Información nutricional por porción: Kcal: 92, Proteínas: 2.6g, Carbohidratos: 25.7g, Grasas: 0.5g

26.   Jugo de Apio y Manzana

Ingredientes:

1 taza de apio, en trozos

1 manzana Granny Smith grande, sin centro y en trozos

1 nudo de jengibre pequeño, sin piel

1 taza de menta fresca, en trozos

¼ cucharadita de miel líquida

1 onza de agua

Preparación:

Lavar el apio y trozarlo. Rellenar un vaso medidor y reservar el resto.

Lavar la manzana y cortarla por la mitad. Remover el centro y trozar. Dejar a un lado.

Pelar el nudo de jengibre y trozar. Dejar a un lado.

Lavar la menta bajo agua fría. Colar y trozar.

Combinar el apio, manzana, jengibre y menta en una juguera, y pulsar. Transferir a un vaso y añadir la miel y agua.

Refrigerar 10 minutos antes de servir.

Información nutricional por porción: Kcal: 121, Proteínas: 2.6g, Carbohidratos: 35.8g, Grasas: 0.8g

27. Jugo de Ciruela y Granada

Ingredientes:

3 ciruelas enteras, sin carozo y en trozos

1 taza de semillas de granada

1 taza de calabaza, en cubos

1 naranja mediana, sin piel

¼ cucharadita de jengibre, molido

1 onza de agua

Preparación:

Lavar las ciruelas y cortarlas por la mitad. Remover los carozos y trozar. Dejar a un lado.

Cortar la parte superior de la granada y deslizar hacia las membranas blancas. Remover las semillas a un vaso medidor y dejar a un lado.

Cortar la parte superior de la calabaza. Cortarla por la mitad y remover las semillas. Cortar un gajo grande y pelarlo. Cortar en cubos y rellenar un vaso medidor. Reservar el resto en la nevera.

Pelar la naranja y dividirla en gajos. Cortar cada gajo por la mitad y dejar a un lado.

Combinar las ciruelas, granada, calabaza y naranja en una juguera. Pulsar, transferir a un vaso, y añadir el jengibre y agua.

Refrigerar 10 minutos antes de servir.

Información nutricional por porción: Kcal: 214, Proteínas: 5.2g, Carbohidratos: 61.8g, Grasas: 1.8g

28. Jugo de Pimiento e Hinojo

Ingredientes:

2 pimientos rojos grandes, sin semillas

1 taza de hinojo, recortado y en trozos

1 taza de espinaca, en trozos

1 taza de pepino, en rodajas

¼ cucharadita de sal

¼ cucharadita de pimienta cayena, molida

Preparación:

Lavar los pimientos y cortarlos por la mitad. Remover la rama y semillas. Trozar y dejar a un lado.

Recortar los tallos de hinojo y capas marchitas. Rellenar un vaso medidor y reservar el resto. Dejar a un lado.

Lavar la espinaca bajo agua fría. Colar y trozar. Rellenar un vaso medidor y reservar el resto en la nevera.

Lavar el pepino y cortarlo en rodajas finas. Rellenar un vaso medidor y reservar el resto.

Combinar los pimientos, hinojo, espinaca y pepino en una juguera, y pulsar. Transferir a un vaso y añadir la sal y pimienta cayena.

Servir frío.

Información nutricional por porción: Kcal: 125, Proteínas: 10.6g, Carbohidratos: 35.65g, Grasas: 2.1g

29.   Jugo de Durazno y Manzana

Ingredientes:

1 durazno grande, sin carozo

1 manzana Granny Smith mediana, en trozos

1 limón entero, sin piel

1 taza de mango, en trozos

¼ cucharadita de canela, molida

Preparación:

Lavar el durazno y cortarlo por la mitad. Remover el carozo y trozar. Dejar a un lado.

Lavar la manzana y cortarla por la mitad. Remover el centro y trozarlo. Dejar a un lado.

Pelar el limón y cortarlo por la mitad. Dejar a un lado.

Pelar el mango y trozarlo. Rellenar un vaso medidor y reservar el resto en la nevera. Dejar a un lado.

Combinar el durazno, manzana, limón y mango en una juguera, y pulsar. Transferir a un vaso y añadir la canela.

Agregar hielo picado y servir inmediatamente.

Información nutricional por porción: Kcal: 236, Proteínas: 4.3g, Carbohidratos: 69.5g, Grasas: 1.5g

30.   Jugo de Palta y Arándanos

Ingredientes:

1 taza de palta, en cubos

1 taza de arándanos

1 pomelo entero, sin piel

1 manzana roja Deliciosa pequeña, en trozos

1 cucharadita de extracto de pimienta

Preparación:

Pelar la palta y cortarla por la mitad. Remover el carozo y cortar en cubos. Rellenar un vaso medidor y reservar el resto en la nevera.

Poner los arándanos en un colador. Lavar bajo agua fría y colar. Dejar a un lado.

Pelar el pomelo y dividirlo en gajos. Cortar cada gajo por la mitad y dejar a un lado.

Lavar la manzana y cortarla por la mitad. Remover el centro y trozar. Dejar a un lado.

Combinar la palta, arándanos, pomelo y manzana en una juguera, y pulsar. Transferir a un vaso y añadir el extracto de pimienta. Refrigerar 15 minutos antes de servir.

Información nutricional por porción: Kcal: 436, Proteínas: 6.4g, Carbohidratos: 69.5g, Grasas: 23.2g

31.   Jugo de Frutilla y Limón

Ingredientes:

1 taza de frutillas, en trozos

1 limón entero, sin piel

1 banana grande, en trozos

1 taza de ananá, en trozos

1 cucharada de menta fresca, picada

Preparación:

Lavar las frutillas y remover las hojas. Trozar y rellenar un vaso medidor. Reservar el resto en la nevera.

Pelar el limón y cortarlo por la mitad. Dejar a un lado.

Pelar la banana y trozar. Dejar a un lado.

Cortar la parte superior del ananá. Pelarlo y cortarlo en rodajas. Rellenar un vaso medidor y reservar el resto.

Combinar las frutillas, limón, banana y ananá en una juguera. Pulsar. Transferir a un vaso y añadir la menta.

Agregar algunos cubos de hielo y servir inmediatamente.

Información nutricional por porción: Kcal: 224, Proteínas: 4.1g, Carbohidratos: 69.4g, Grasas: 1.3g

32.　　Jugo de Sandía y Apio

Ingredientes:

1 taza de sandía, en cubos

1 taza de apio, en trozos

1 taza de cerezas, sin carozo

1 nudo de jengibre pequeño, sin piel

1 onza de agua

¼ cucharadita de canela, molida

Preparación:

Cortar la sandía por la mitad. Remover un gajo grande y envolver el resto en film. Cortar el gajo en cubos y remover las semillas. Rellenar un vaso medidor y dejar a un lado.

Lavar el apio y trozarlo. Rellenar el vaso medidor y reservar el resto. Dejar a un lado.

Lavar las cerezas bajo agua fría usando un colador. Colar y cortarlas por la mitad. Remover los carozos y dejar a un lado.

Pelar el nudo de jengibre y trozarlo. Dejar a un lado.

Combinar la sandía, apio, cerezas y nudo de jengibre en una juguera, y pulsar. Transferir a un vaso y añadir el agua y canela. Agregar hielo y servir inmediatamente.

Información nutricional por porción: Kcal: 143, Proteínas: 3.4g, Carbohidratos: 40.2g, Grasas: 0.7g

33.   Jugo de Lechuga y Tomate

Ingredientes:

2 tazas de Lechuga romana, en trozos

1 tomate Roma mediano, en trozos

1 taza de verdes de mostaza, en trozos

1 taza de perejil, en trozos

1 pepino entero, en rodajas

¼ cucharadita de cúrcuma, molida

¼ cucharadita de sal

Preparación:

Lavar la lechuga bajo agua fría. Trozar y dejar a un lado.

Lavar el tomate y ponerlo en un tazón pequeño. Trozar y reservar el jugo. Dejar a un lado.

Combinar los verdes de mostaza y perejil en un colador grande. Lavar y colar. Trozar y dejar a un lado.

Lavar el pepino y cortarlo en rodajas finas. Dejar a un lado.

Combinar la lechuga, tomate, verdes de mostaza, perejil y pepino en una juguera, y pulsar. Transferir a un vaso y añadir la cúrcuma, sal y jugo de tomate.

Refrigerar 10 minutos antes de servir.

Información nutricional por porción: Kcal: 85, Proteínas: 7.6g, Carbohidratos: 25.3g, Grasas: 1.6g

34. Jugo de Batata y Alcachofa

Ingredientes:

1 taza de batatas, en cubos

1 alcachofa mediana, en trozos

1 calabacín pequeño, en rodajas

1 lima entera, sin piel

1 zanahoria grande, en rodajas

¼ cucharadita de sal

¼ cucharadita de cúrcuma, molida

Preparación:

Pelar las batatas y cortarlas en cubos pequeños. Poner en una olla profunda y añadir 3 tazas de agua. Hervir y cocinar por 5 minutos. Remover del fuego y colar. Dejar enfriar completamente.

Lavar la alcachofa y recortar las hojas externar. Trozar y rellenar un vaso medidor. Reservar el resto en la nevera.

Pelar el calabacín y cortarlo en rodajas finas. Dejar a un lado.

Pelar la lima y cortarla por la mitad. Dejar a un lado.

Lavar y pelar la zanahoria. Cortar en rodajas finas y dejar a un lado.

Combinar las batatas, alcachofa, calabacín, lima y zanahorias en una juguera, y pulsar. Transferir a un vaso y añadir la sal y cúrcuma.

Refrigerar 10 minutos antes de servir.

Información nutricional por porción: Kcal: 177, Proteínas: 8.6g, Carbohidratos: 54.5g, Grasas: 0.8g

35.   Jugo de Cantalupo y Arándanos Agrios

Ingredientes:

1 taza de cantalupo, en cubos

1 taza de arándanos agrios

1 taza de moras

1 manzana dorada Deliciosa pequeña, en trozos

¼ cucharadita de canela, molida

¼ cucharadita de jengibre, molido

Preparación:

Cortar el cantalupo por la mitad. Remover las semillas y cortar un gajo grande. Pelarlo y cortarlo en cubos. Rellenar un vaso medidor y envolver el resto en film. Refrigerar.

Combinar los arándanos y moras en un colador grande. Lavar bajo agua fría y colar. Dejar a un lado.

Lavar la manzana y cortarla por la mitad. Remover el centro y trozar. Dejar a un lado.

Combinar el cantalupo, arándanos agrios, moras y manzana en una juguera, y pulsar. Transferir a un vaso y añadir la canela y jengibre.

Agregar hielo picado y servir inmediatamente.

Información nutricional por porción: Kcal: 169, Proteínas: 4.1g, Carbohidratos: 56.3g, Grasas: 1.3g

36.   Jugo de Damascos y Miel

Ingredientes:

1 taza de damascos, sin carozo y por la mitad

1 cucharada de miel líquida

1 manzana Granny Smith pequeña, en trozos

1 pera pequeña, en trozos

1 limón entero, sin piel y por la mitad

1 taza de menta fresca, en trozos

Preparación:

Lavar los damascos y cortarlos por la mitad. Remover los carozos y rellenar un vaso medidor. Reservar el resto en la nevera.

Lavar la manzana y cortarla por la mitad. Remover el centro y trozarlo. Dejar a un lado.

Lavar la pera y cortarla por la mitad. Remover el centro y trozar. Dejar a un lado.

Pelar el limón y cortarlo por la mitad. Dejar a un lado.

Lavar la menta bajo agua fría. Colar y trozar. Dejar a un lado.

Combinar los damascos, manzana, pera, limón y menta en una juguera, y pulsar. Transferir a un vaso y añadir hielo antes de servir.

Información nutricional por porción: Kcal: 217, Proteínas: 4.9g, Carbohidratos: 68.5g, Grasas: 1.5g

37. Jugo de Hinojo y Espinaca

Ingredientes:

1 taza de hinojo, en trozos

1 taza de espinaca, en trozos

1 taza de brócoli, en trozos

1 limón entero, sin piel

1 lima entera, sin piel

¼ cucharadita de jengibre, molido

Preparación:

Recortar los tallos de hinojo y capas marchitas. Rellenar un vaso medidor y reservar el resto. Dejar a un lado.

Lavar la espinaca bajo agua fría y colar. Trozar y dejar a un lado.

Lavar el brócoli y recortar las hojas externas. Trozar y rellenar un vaso medidor. Reservar el resto en la nevera.

Pelar el limón y lima. Cortarlo por la mitad. Dejar a un lado.

Combinar el hinojo, espinaca, brócoli, limón y lima en una juguera. Pulsar.

Transferir a un vaso y añadir el jengibre.

Agregar hielo picado y servir inmediatamente.

Información nutricional por porción: Kcal: 86, Proteínas: 10.5g, Carbohidratos: 29.1g, Grasas: 1.5g

38.   Jugo de Arándanos y Vainilla

Ingredientes:

2 tazas de arándanos

1 gajo grande de melón dulce

1 manzana Granny Smith pequeña, en trozos

1 onza de agua de coco

1 cucharadita de extracto de vainilla

1 cucharada de menta, picada

Preparación:

Poner los arándanos en un colador grande. Lavar bajo agua fría y colar. Dejar a un lado.

Cortar el melón por la mitad. Remover las semillas y lavar. Cortar un gajo grande y pelarlo. Cortar en cubos pequeños y dejar a un lado.

Lavar la manzana y cortarla por la mitad. Remover el centro y trozar. Dejar a un lado.

Combinar los arándanos, melón dulce y manzana en una juguera. Pulsar.

Transferir a un vaso y añadir el agua de coco, extracto de vainilla y menta. Agregar hielo picado y servir inmediatamente.

Información nutricional por porción: Kcal: 263, Proteínas: 3.7g, Carbohidratos: 77.1g, Grasas: 1.5g

OTROS TITULOS DE ESTE AUTOR

70 Recetas De Comidas Efectivas Para Prevenir Y Resolver Sus Problemas De Sobrepeso: Queme Calorías Rápido Usando Dietas Apropiadas y Nutrición Inteligente

Por

Joe Correa CSN

48 Recetas De Comidas Para Eliminar El Acné: ¡El Camino Rápido y Natural Para Reparar Sus Problemas de Acné En 10 Días O Menos!

Por

Joe Correa CSN

41 Recetas De Comidas Para Prevenir el Alzheimer: ¡Reduzca El Riesgo de Contraer La Enfermedad de Alzheimer De Forma Natural!

Por

Joe Correa CSN

70 Recetas De Comidas Efectivas Para El Cáncer De Mama: Prevenga Y Combata El Cáncer De Mama Con una Nutrición Inteligente y Alimentos Poderosos

Por

Joe Correa CSN

www.ingramcontent.com/pod-product-compliance
Lightning Source LLC
Chambersburg PA
CBHW030249030426
42336CB00009B/305